47 Recetas de Jugos Para el Cáncer de Colon:

Alimente a su Cuerpo Rápida y Naturalmente Con los Nutrientes Que Necesita Para Impulsar su Sistema Inmune y Combatir las Células Cancerígenas

Por

Joe Correa CSN

DERECHOS DE AUTOR

RECONOCIMIENTOS

Este libro está dedicado a mis amigos y familiares que han tenido una leve o grave enfermedad, para que puedan encontrar una solución y hacer los cambios necesarios en su vida.

47 Recetas de Jugos Para el Cáncer de Colon:

Alimente a su Cuerpo Rápida y Naturalmente Con los Nutrientes Que Necesita Para Impulsar su Sistema Inmune y Combatir las Células Cancerígenas

Por

Joe Correa CSN

CONTENIDOS

ACERCA DEL AUTOR

Luego de años de investigación, honestamente creo en los efectos positivos que una nutrición apropiada puede tener en el cuerpo y la mente. Mi conocimiento y experiencia me han ayudado a vivir más saludablemente a lo largo de los años y los cuales he compartido con familia y amigos. Cuanto más sepa acerca de comer y beber saludable, más pronto querrá cambiar su vida y sus hábitos alimenticios.

La nutrición es una parte clave en el proceso de estar saludable y vivir más, así que empiece ahora. El primer paso es el más importante y el más significativo.

INTRODUCCIÓN

47 Recetas de Jugos Para el Cáncer de Colon: Alimente a su Cuerpo Rápida y Naturalmente Con los Nutrientes Que Necesita Para Impulsar su Sistema Inmune y Combatir las Células Cancerígenas

Por Joe Correa CSN

El cáncer de colon es una enfermedad común que aparece cuando crecimientos tumorales se desarrollan en el intestino grueso. Esta enfermedad seria es la tercera causa de muerte relacionada con el cáncer en los Estados Unidos, razón por la cual reconocer los síntomas y cambiar hábitos de estilo de vida, pueden ser un salvavidas.

Los síntomas más comunes que debe tener en cuenta son:

- Un cambio repentino en sus movimientos intestinales
- Cualquier sangrado rectal es un síntoma potencial de cáncer
- Dolor abdominal intenso
- Debilidad o fatiga
- Pérdida de peso repentina e inexplicable

Sin embargo, debe tener en mente que la mayoría de las personas no sufren ninguno de estos síntomas en las etapas tempranas de la enfermedad. Es por esto que un examen físico regular es muy importante si sospecha una anormalidad.

Otro paso que debe tomar para prevenir esta enfermedad terrible y extremadamente peligrosa, es un cambio en el estilo de vida dietario. Esta decisión cambiará permanentemente la forma en que coma, y más aún, una dieta saludable cambiará la forma en que su tracto digestivo maneja la comida. Esto significa que, con solo unos simples pasos, su cuerpo empezará a cambiar y usted se sentirá mejor. Tendrá que cambiar la forma en que come y adoptar algunos hábitos dietarios a largo plazo. Solo esto limpiará permanentemente su tracto digestivo y reducirá el riesgo de contraer cáncer de colon.

Pero, tengo que remarcar que para estar 100% seguro de estar saludable, la dieta por sí sola no será suficiente. Una dieta saludable combinada con ejercicio regular es la única forma exitosa de combatir esta enfermedad.

Esta bella colección de recetas de jugos para prevenir el cáncer de colon se volverá su guía para llevar una vida saludable. Estos jugos están repletos de fibras que limpiarán su tracto digestivo entero, y lavarán todas las toxinas que ha estado coleccionando a lo largo de los años. Pero eso no es todo, estos jugos fueron escogidos cuidadosamente para satisfacer completamente su gusto y hacerlo querer más. Son sorprendentemente simples de preparar. En solo unos minutos, usted tendrá un vaso lleno de nutrientes que su cuerpo necesita diariamente.

Asegúrese de probarlos a todos, y le deseo la mejor de las suertes en su viaje de vuelta a la salud.

47 RECETAS DE JUGOS PARA EL CÁNCER DE COLON: ALIMENTE A SU CUERPO RÁPIDA Y NATURALMENTE CON LOS NUTRIENTES QUE NECESITA PARA IMPULSAR SU SISTEMA INMUNE Y COMBATIR LAS CÉLULAS CANCERÍGENAS

1. Jugo de Manzana Y Jengibre

Ingredientes:

1 manzana Granny Smith grande, sin centro

½ taza de verdes de ensalada

1 cucharadita de jengibre, molido

1 pepino grande

¼ taza de perejil fresco

Preparación:

Lavar la manzana y cortarla por la mitad. Remover el centro y trozar. Dejar a un lado.

Lavar los verdes de ensalada bajo agua fría. Colar y trozar. Dejar a un lado.

Lavar el pepino y cortar en rodajas finas. Dejar a un lado.

Lavar el perejil y trozar. Dejar a un lado.

Combinar la manzana, verdes de ensalada, pepino y perejil en una juguera, y pulsar.

Transferir a un vaso y añadir algunos cubos de hielo.

Servir inmediatamente.

Información nutricional por porción: Kcal: 96, Proteínas: 3.1g, Carbohidratos: 28.7g, Grasas: 1.2g

2.   Jugo de Zanahoria y Nabo

Ingredientes:

2 zanahorias grandes, en rodajas

1 taza de verdes de nabo, en trozos

1 taza de coliflor, en trozos

1 rábano grande, en trozos

¼ cucharadita de jengibre, molido

2 onzas de agua

Preparación:

Lavar y pelar las zanahorias. Cortar en rodajas finas y dejar a un lado.

Lavar los verdes de nabo bajo agua fría. Colar y trozar. Dejar a un lado.

Recortar las hojas externas de la coliflor. Lavar y trozar. Rellenar un vaso medidor y reservar el resto.

Lavar el rábano y trozar. Dejar a un lado.

Combinar la coliflor, zanahorias, rábano y verdes de nabo en una juguera, y pulsar. Transferir a un vaso y añadir el jengibre y agua.

Agregar hielo y servir inmediatamente.

Información nutricional por porción: Kcal: 75, Proteínas: 4.3g, Carbohidratos: 23.3g, Grasas: 0.8g

3.   Jugo de Limón y Pomelo

Ingredientes:

2 limones enteros, sin piel y por la mitad

1 pomelo entero, sin piel y en gajos

1 taza de mango, en trozos

1 manzana Granny Smith pequeña, sin centro

¼ cucharadita de jengibre, molido

Preparación:

Pelar los limones y cortarlos por la mitad. Dejar a un lado.

Pelar el pomelo y dividirlo en gajos. Cortar cada gajo por la mitad y dejar a un lado.

Pelar el mango y trozarlo. Rellenar un vaso medidor y reservar el resto. Dejar a un lado.

Lavar la manzana y cortarla por la mitad. Remover el centro y trozar. Dejar a un lado.

Combinar el limón, mango, pomelo y manzana en una juguera, y pulsar. Transferir a un vaso y añadir el jengibre.

Agregar algunos cubos de hielo y servir inmediatamente.

Información nutricional por porción: Kcal: 65, Proteínas: 4.5g, Carbohidratos: 16.8g, Grasas: 0.8g

4.   Jugo de Manzana y Apio

Ingredientes:

1 manzana Dorada Deliciosa pequeña, sin centro

1 taza de apio, en trozos

1 taza de damascos, en trozos

1 taza de frutillas, en trozos

¼ cucharadita de canela, molida

Preparación:

Lavar la manzana y cortarla por la mitad. Remover el centro y trozar. Dejar a un lado.

Lavar el apio y trozarlo. Dejar a un lado.

Lavar los damascos y cortarlos por la mitad. Remover los carozos y trozar. Rellenar un vaso medidor y reservar el resto. Dejar a un lado.

Lavar las frutillas y remover las ramas. Trozar y rellenar un vaso medidor. Reservar el resto.

Combinar la manzana, apio, damascos y frutillas en una juguera, y pulsar. Transferir a un vaso y añadir la canela.

Agregar hielo y servir inmediatamente.

Información nutricional por porción: Kcal: 170, Proteínas: 4.3g, Carbohidratos: 49.9g, Grasas: 1.4g

5.   Jugo de Brócoli y Lima

Ingredientes:

2 tazas de brócoli, en trozos

1 lima entera, sin piel y por la mitad

2 tazas de col rizada, en trozos

1 taza de pepino, en rodajas

1 limón entero, sin piel y por la mitad

1 onza de agua

Preparación:

Lavar el brócoli y recortar las hojas externas. Trozar y rellenar un vaso medidor. Reservar el resto en la nevera.

Pelar la lima y limón. Cortarlos por la mitad y dejar a un lado.

Lavar la col rizada bajo agua fría. Colar y trozar. Dejar a un lado.

Lavar el pepino y cortarlo en rodajas finas. Rellenar un vaso medidor y reservar el resto.

Combinar el brócoli, col rizada, pepino, lima y limón en una juguera, y pulsar. Transferir a un vaso y añadir el agua.

Rociar con menta para más sabor.

Refrigerar 10 minutos antes de servir.

Información nutricional por porción: Kcal: 116, Proteínas: 12.1g, Carbohidratos: 34.8g, Grasas: 2.2g

6.   Jugo de Limón y Ananá

Ingredientes:

1 limón entero, sin piel

1 taza de uvas verdes

1 taza de ananá, en trozos

1 pomelo entero, sin piel y en gajos

¼ cucharadita de canela, molida

Preparación:

Pelar el limón y cortarlo por la mitad. Dejar a un lado.

Cortar la parte superior del ananá. Pelar y trozar. Rellenar un vaso medidor y reservar el resto en la nevera.

Lavar las uvas bajo agua fría. Remover las ramas y rellenar un vaso medidor. Dejar a un lado.

Pelar el pomelo y dividirlo en gajos. Cortar cada gajo por la mitad y dejar a un lado.

Combinar el limón, uvas, ananá y pomelo en una juguera, y pulsar. Transferir a un vaso y añadir la canela.

Agregar hielo picado y servir inmediatamente.

Información nutricional por porción: Kcal: 230, Proteínas: 4g, Carbohidratos: 69.1g, Grasas: 1.1g

7. Jugo de Pimiento y Lechuga

Ingredientes:

1 pimiento amarillo grande, en trozos

1 taza de Lechuga romana, en trozos

1 taza de hinojo, en rodajas

1 taza de pepino, en rodajas

1 calabacín pequeño, en cubos

Preparación:

Lavar el pimiento y cortarlo por la mitad. Remover las ramas y semillas. Trozar y dejar a un lado.

Lavar la lechuga romana bajo agua fría. Colar y trozar. Dejar a un lado.

Recortar el bulbo de hinojo y remover las partes verdes. Lavar y trozar. Rellenar un vaso medidor y reservar el resto. Dejar a un lado.

Lavar el pepino y cortarlo en rodajas finas. Rellenar un vaso medidor y reservar el resto.

Lavar el calabacín y cortarlo en cubos. Dejar a un lado.

Combinar el pimiento, lechuga, hinojo, pepino y calabacín en una juguera, y pulsar. Transferir a un vaso y refrigerar 5 minutos antes de servir.

Información nutricional por porción: Kcal: 85, Proteínas: 5.3g, Carbohidratos: 25.2g, Grasas: 1.1g

8.   Jugo de Cantalupo y Pera+

Ingredientes:

1 taza de cantalupo, sin piel y en trozos

1 pera mediana, en trozos

1 puerro entero, en trozos

1 lima entera, sin piel

1 onza de agua de coco

¼ cucharadita de jengibre, molido

Preparación:

Cortar el cantalupo por la mitad. Remover las semillas y pulpa. Cortar y pelar un gajo grande. Trozar y rellenar un vaso medidor. Reservar el resto en la nevera.

Lavar la pera y cortarla por la mitad. Remover el centro y trozar. Dejar a un lado.

Lavar el puerro bajo agua fría. Colar y trozar. Dejar a un lado.

Pelar la lima y cortarla por la mitad. Dejar a un lado.

Combinar el cantalupo, pera, puerro y lima en una juguera, y pulsar. Transferir a un vaso y añadir el agua de coco y jengibre.

Agregar hielo o refrigerar 5 minutos antes de servir.

Información nutricional por porción: Kcal: 184, Proteínas: 3.5g, Carbohidratos: 56.2g, Grasas: 0.8g

9. Jugo de Rábano y Brotes de Bruselas

Ingredientes:

2 rábanos grandes, en trozos

2 tazas de Brotes de Bruselas, por la mitad

1 calabacín pequeño, en trozos

1 taza de pepino, en rodajas

2 zanahorias grandes, en rodajas

¼ cucharadita de cúrcuma, molida

Preparación:

Lavar los rábanos y recortar las puntas verdes. Pelar y trozar. Dejar a un lado.

Lavar los brotes de Bruselas y recortar las capas externas. Cortar por la mitad y rellenar un vaso medidor. Reservar el resto en la nevera.

Lavar el calabacín y cortarlo en rodajas. Dejar a un lado.

Lavar el pepino y cortarlo en rodajas. Rellenar un vaso medidor y reservar el resto.

Lavar y pelar las zanahorias. Cortar en rodajas finas y dejar a un lado.

Combinar los rábanos, brotes de Bruselas, calabacín, pepino y zanahorias en una juguera, y pulsar. Transferir a un vaso y añadir la cúrcuma. Refrigerar 15 minutos antes de servir.

Información nutricional por porción: Kcal: 118, Proteínas: 9.2g, Carbohidratos: 35.7g, Grasas: 1.3g

10. Jugo de Acelga y Lima

Ingredientes:

½ taza de Acelga

1 lima grande, sin piel

½ taza de albahaca fresca

2 manzanas verdes grandes, sin centro

¼ taza de menta fresca

Preparación:

Lavar la acelga y albahaca y trozarlas. Dejar a un lado.

Pelar la lima y cortarla en cuartos. Dejar a un lado.

Lavar las hojas de menta y remojar en agua por 10 minutos. Dejar a un lado.

Lavar las manzanas y remover el centro. Trozar y dejar a un lado.

Combinar la acelga, lima, albahaca, manzanas y menta en una juguera. Pulsar. Transferir a un vaso y añadir hielo antes de servir.

Decorar con hojas de menta.

Información nutricional por porción: Kcal: 114, Proteínas: 2.3g, Carbohidratos: 30.4g, Grasas: 0.2g

11.   Jugo de Granada y Manzana

Ingredientes:

½ taza de semillas de granada

1 manzana verde grande, sin centro

½ taza de col rizada fresca

¼ cucharadita de jengibre, molido

3-4 hojas de menta fresca

Preparación:

Cortar la parte superior de la granada y deslizar hacia las membranas blancas. Remover las semillas a un tazón mediano.

Lavar la manzana y remover el centro. Trozar y dejar a un lado.

Lavar la col rizada, colar y trozar. Dejar a un lado.

Procesar las semillas de granada, manzana y col rizada en una juguera.

Transferir a un vaso y añadir el jengibre. Agregar agua para ajustar el espesor y decorar con hojas de menta.

Añadir algunos cubos de hielo y servir inmediatamente.

Información nutricional por porción: Kcal: 143, Proteínas: 6.2g, Carbohidratos: 41.2g, Grasas: 2.4g

12.   Jugo de Pepino y Ananá

Ingredientes:

1 pepino grande

1 taza de ananá, en trozos

3 tallos de apio

½ taza de espinaca fresca

¼ cucharadita de jengibre, molido

Preparación:

Lavar y rebanar el pepino. Dejar a un lado.

Pelar y trozar el ananá. Dejar a un lado.

Combinar el apio y espinaca en un colador, y lavar bajo agua fría. Trozar.

Combinar el pepino, ananá, apio y espinaca en una juguera, y pulsar.

Transferir a vasos y añadir el jengibre. Agregar una pizca de cúrcuma para más sabor.

Servir inmediatamente.

Información nutricional por porción: Kcal: 109, Proteínas: 3.3g, Carbohidratos: 61.2g, Grasas: 1.3g

13.   Jugo de Brócoli y Zanahoria

Ingredientes:

1 taza de brócoli fresco

4 zanahorias grandes

2 tazas de coliflor, en trozos

1 manzana verde grande, sin centro

1 rodaja de jengibre pequeña, de 1 pulgada

Preparación:

Lavar el brócoli y trozarlo.

Lavar las zanahorias y trozarlas.

Lavar la manzana y remover el centro. Trozar y dejar a un lado.

Lavar la coliflor bajo agua fría y ponerla en un tazón mediano. Trozar y añadir agua hasta cubrir. Dejar en remojo 15 minutos.

Pelar el nudo de jengibre y cortarlo en mitades.

Procesar la coliflor, brócoli, manzana, zanahoria y raíz de jengibre. Transferir a un vaso y añadir algunos cubos de hielo antes de servir.

Información nutricional por porción: Kcal: 136, Proteínas: 6.3g, Carbohidratos: 42.8g, Grasas: 1.2g

14.   Jugo de Batata y Durazno

Ingredientes:

2 batatas medianas, pre cocidas

1 durazno grande, sin carozo y por la mitad

¼ cucharadita de jengibre, molido

¼ cucharadita de canela, molida

Preparación:

Pelar las batatas y ponerlas en una olla de agua hirviendo. Cocinar hasta que ablande. Remover del fuego y colar. Trozar y dejar enfriar por completo.

Lavar el durazno y cortarlo por la mitad. Remover el carozo y trozar. Dejar a un lado.

Combinar las batatas y durazno en una juguera, y pulsar. Transferir a vasos y añadir el jengibre y canela.

Agregar hielo y servir inmediatamente.

Información nutricional por porción: Kcal: 159, Proteínas: 5.2g, Carbohidratos: 50.1g, Grasas: 0.9g

15. Jugo de Bok Choy y Manzana

Ingredientes:

1 bok choy bebé pequeño

1 manzana verde grande, sin centro

¼ taza de albahaca fresca

1 puerro mediano

2 zanahorias grandes

4-5 hojas de col rizada fresca

Preparación:

Remover las puntas del bok choy. Lavar y trozar. Dejar a un lado.

Lavar la manzana y remover el centro. Trozar y dejar a un lado.

Lavar el puerro y trozarlo. Dejar a un lado.

Combinar la albahaca y col rizada en un colador, y lavar bajo agua fría. Trozar y dejar a un lado.

Lavar las zanahorias y cortar en rodajas. Dejar a un lado.

Procesar los ingredientes en una juguera. Transferir a un vaso y refrigerar 10 minutos antes de servir.

Información nutricional por porción: Kcal: 169, Proteínas: 2.3g, Carbohidratos: 46.2g, Grasas: 1.9g

16.   Jugo de Cantalupo y Lechuga

Ingredientes:

1 taza de cantalupo, sin piel

1 cabeza pequeña de lechuga romana

1 cucharada de coco rallado

½ taza de albahaca fresca

1 pepino grande

Preparación:

Pelar el cantalupo y trozarlo. Reservar el resto en la nevera.

Lavar la lechuga. Trozarla y dejar a un lado.

Lavar el pepino y cortarlo en rodajas gruesas. Dejar a un lado.

Lavar la albahaca y romper con las manos. Dejar a un lado.

Combinar el cantalupo, lechuga, albahaca y pepino en una juguera, y pulsar.

Transferir a un vaso y añadir el coco. Puede agregar miel líquida para más sabor.

Refrigerar 15 minutos antes de servir.

Información nutricional por porción: Kcal: 112, Proteínas: 2.3g, Carbohidratos: 22.6g, Grasas: 1.1g

17.   Jugo Cítrico Mediterráneo

Ingredientes:

½ cucharadita de romero fresco

3 pomelos grandes, sin piel

3 naranjas grandes, sin piel

1 limón entero, sin piel

Preparación:

Lavar los pomelos y trozarlos. Dejar a un lado.

Pelar las naranjas y dividirlas en gajos. Dejar a un lado.

Pelar el limón y cortarlo en cuartos. Procesar.

Procesar los pomelos y naranjas. Transferir a vasos y rociar con romero fresco para más sabor.

Agregar algunos cubos de hielo y servir inmediatamente.

Información nutricional por porción: Kcal: 140, Proteínas: 3.4g, Carbohidratos: 37.6g, Grasas: 0.1g

18. Jugo de Naranja y Pepino

Ingredientes:

2 naranjas grandes, sin piel

1 pepino grande, sin piel

1 taza de brócoli

1 zanahoria grande, en rodajas

Preparación:

Pelar las naranjas y cortarlas en gajos

Pelar el pepino y trozarlo. Dejar a un lado.

Lavar el brócoli, trozarlo y dejar a un lado.

Lavar y cortar la zanahoria en rodajas finas. Procesar en una juguera. Continuar procesando los otros ingredientes.

Revolver con una cuchara y agregar hielo antes de servir.

Información nutricional por porción: Kcal: 68, Proteínas: 2.3g, Carbohidratos: 19.7g, Grasas: 0.1g

19.   Jugo de Hinojo y Pimiento

Ingredientes:

1 bulbo de hinojo grande, recortado

2 tazas de espárragos frescos, recortados

1 pimiento verde grande, sin semillas

1 pimiento amarillo grande, sin semillas

1 rodaja de jengibre, de 1 pulgada

2 onzas de agua

Preparación:

Lavar el bulbo de hinojo y recortar las capas marchitas. Trozar y dejar a un lado.

Lavar los pimientos y cortarlos por la mitad. Remover las semillas y cortar en rodajas finas. Dejar a un lado.

Lavar los espárragos y recortar las puntas. Trozar y dejar a un lado.

Pelar la rodaja de jengibre y dejar a un lado.

Combinar los espárragos, hinojo, pimientos y raíz de jengibre en una juguera, y pulsar.

Transferir a un vaso y añadir el agua. Refrigerar 5 minutos antes de servir.

Información nutricional por porción: Kcal: 143, Proteínas: 12.1g, Carbohidratos: 47.2g, Grasas: 1.5g

20. Jugo de Calabacín y Limón

Ingredientes:

1 calabacín grande, en trozos

1 limón grande, sin piel

1 taza de calabaza

1 manzana amarilla mediana, sin centro

1 banana mediana

2 onzas de agua

Preparación:

Pelar el calabacín y cortarlo por la mitad. Remover las semillas y trozar. Dejar a un lado.

Pelar el limón y cortarlo por la mitad. Dejar a un lado.

Pelar la calabaza y cortarla por la mitad. Remover las semillas. Cortar un gajo grande y pelarlo. Cortar en cubos y dejar a un lado. Reservar el resto.

Lavar la manzana y remover el centro. Trozar y dejar a un lado.

Pelar la banana y trozar. Dejar a un lado.

Procesar el calabacín, limón, calabaza, manzana y banana en una juguera. Transferir a un vaso y añadir el agua.

Agregar hielo y servir inmediatamente.

Información nutricional por porción: Kcal: 254, Proteínas: 7.5g, Carbohidratos: 72.9g, Grasas: 1.9g

21.   Jugo Verde de Apio

Ingredientes:

1 taza de apio

1 taza de Acelga

1 manzana mediana, sin centro

1 taza de verdes de ensalada

2 cucharadas de perejil fresco

4-5 hojas de espinaca fresca

2 onzas de agua

Preparación:

Combinar la acelga, verdes de ensalada, apio y espinaca en un colador, y lavar bajo agua fría. Colar, romper con las manos y dejar a un lado.

Lavar la manzana y remover el centro. Trozar y dejar a un lado.

Combinar la acelga, apio, manzana, verdes de ensalada y espinaca en una juguera, y pulsar.

Transferir a un vaso y añadir el agua. Agregar hielo y decorar con perejil fresco.

Información nutricional por porción: Kcal: 106, Proteínas: 4.8g, Carbohidratos: 31.3g, Grasas: 1.1g

22.   Jugo de Brócoli y Alcachofa

Ingredientes:

1 taza de brócoli fresco

1 cabeza de alcachofa grande

1 taza de Brotes de Bruselas, recortados

1 limón grande, sin piel

1 pepino grande

3 cucharadas de perejil fresco

Preparación:

Lavar el brócoli y trozarlo. Dejar a un lado.

Recortar las capas externas de la alcachofa. Lavar y trozar. Dejar a un lado.

Lavar los brotes de Bruselas y recortar las capas externas. Cortar por la mitad y dejar a un lado.

Pelar el limón y cortarlo por la mitad. Dejar a un lado.

Lavar el pepino y cortarlo en rodajas gruesas. Dejar a un lado.

Procesar los brotes de Bruselas, brócoli, alcachofa, limón y pepino en una juguera.

Transferir a un vaso y decorar con perejil fresco. Refrigerar 10 minutos antes de servir.

Información nutricional por porción: Kcal: 140, Proteínas: 13.8g, Carbohidratos: 48.1g, Grasas: 1.4g

23.   Jugo de Manzana y Limón

Ingredientes:

2 manzanas Doradas Deliciosas medianas

1 limón grande, sin piel

1 pepino grande

3 tallos de apio medianos

Un puñado de espinaca

2 onzas de agua

Preparación:

Lavar las manzanas y remover el centro. Trozar y dejar a un lado.

Pelar el limón y cortarlo por la mitad. Dejar a un lado.

Lavar el pepino y cortarlo en rodajas gruesas. Dejar a un lado.

Lavar los tallos de apio y trozarlos. Dejar a un lado.

Lavar la espinaca y romper con las manos. Dejar a un lado.

Procesar las manzanas, limón, pepino, apio y espinaca en una juguera. Transferir a un vaso y añadir el agua.

Agregar hielo y servir.

Información nutricional por porción: Kcal: 224, Proteínas: 5.2g, Carbohidratos: 65.4g, Grasas: 1.5g

24.   Jugo de Acelga y Pepino

Ingredientes:

2 tazas de Acelga

1 pepino grande

1 taza de perejil fresco, en trozos

1 manzana amarilla pequeña, sin centro

1 naranja pequeña, sin piel

Preparación:

Combinar el perejil y acelga en un colador, y lavar bajo agua fría. Colar y romper con las manos. Dejar a un lado.

Lavar el pepino y cortarlo en rodajas gruesas. Dejar a un lado.

Lavar la manzana y remover el centro. Trozar y dejar a un lado.

Pelar la naranja y dividirla en gajos. Dejar a un lado.

Combinar el perejil, acelga, pepino, manzana y naranja en una juguera, y pulsar. Transferir a un vaso y añadir hielo antes de servir.

Información nutricional por porción: Kcal: 161, Proteínas: 6.3g, Carbohidratos: 46.3g, Grasas: 1.2g

25. Jugo de Menta y Rúcula

Ingredientes:

1 taza de menta fresca

1 taza de rúcula fresca

1 zanahoria grande

1 naranja grande, sin piel

1 pimiento rojo grande, sin semillas

Preparación:

Combinar la menta y rúcula en un colador, y lavar bajo agua fría. Colar y romper con las manos. Dejar a un lado.

Lavar la zanahoria y cortarla en rodajas. Dejar a un lado.

Pelar la naranja y dividirla en gajos. Dejar a un lado.

Lavar el pimiento y cortarlo por la mitad. Remover las semillas y cortar en rodajas. Dejar a un lado.

Combinar la menta, rúcula, zanahoria, naranja y pimiento en una juguera, y pulsar.

Transferir a un vaso y añadir el agua. Puede agregar una pizca de sal Himalaya.

Añadir hielo y servir inmediatamente.

Información nutricional por porción: Kcal: 153, Proteínas: 7.9g, Carbohidratos: 47.3g, Grasas: 1.3g

26.   Jugo de Ciruela y Jengibre

Ingredientes:

5 ciruelas grandes, sin carozo

1 taza de brócoli fresco

1 pepino grande

1 manzana mediana, sin centro

¼ cucharadita de jengibre, molido

Preparación:

Lavar las ciruelas y cortarlas por la mitad. Remover los carozos y dejar a un lado.

Lavar el brócoli y trozarlo. Dejar a un lado.

Lavar el pepino y cortarlo en rodajas gruesas. Dejar a un lado.

Lavar la manzana y remover el centro. Trozar y dejar a un lado.

Combinar las ciruelas, brócoli, pepino y manzana en una juguera, y pulsar.

Transferir a un vaso y añadir el jengibre. Agregar algunos cubos de hielo antes de servir.

Información nutricional por porción: Kcal: 268, Proteínas: 7.6g, Carbohidratos: 77.4g, Grasas: 1.9g

27.   Jugo de Granada y Lima

Ingredientes:

1 taza de semillas de granada

1 lima grande, sin piel

1 taza de remolacha, recortada y en trozos

2 zanahorias grandes

1 pepino grande

Preparación:

Cortar la parte superior de la granada y bajar hacia las membranas blancas. Remover las semillas a un vaso medidor y dejar a un lado.

Pelar la lima y cortarla por la mitad. Dejar a un lado.

Lavar la remolacha y recortar las partes verdes. Trozar y rellenar un vaso medidor. Reservar el resto.

Lavar la zanahoria y pepino, y cortarlos en rodajas gruesas. Dejar a un lado.

Procesar las semillas de granada, lima, remolacha, zanahorias y pepino en una juguera.

Transferir a un vaso y añadir el agua. Agregar hielo y servir.

Información nutricional por porción: Kcal: 194, Proteínas: 7.2g, Carbohidratos: 57.7g, Grasas: 1.9g

28.   Jugo de Remolacha y Coliflor

Ingredientes:

3 remolachas grandes, recortada

1 taza de coliflor, en trozos

2 tazas de uvas verdes

1 limón grande, sin piel

Preparación:

Lavar las remolachas y recortar las partes verdes. Trozar y dejar a un lado.

Recortar las hojas externas de la coliflor. Lavar y trozar. Rellenar un vaso medidor y reservar el resto para otro jugo. Dejar a un lado.

Lavar las uvas verdes bajo agua fría. Dejar a un lado.

Pelar el limón y cortarlo por la mitad. Dejar a un lado.

Procesar la remolacha, uvas, coliflor y limón en una juguera.

Transferir a un vaso y añadir cubos de hielo antes de servir.

Información nutricional por porción: Kcal: 226, Proteínas: 7.8g, Carbohidratos: 65.8g, Grasas: 1.5g

29.   Jugo de Naranja y Zanahoria

Ingredientes:

4 naranjas grandes, sin piel

1 taza de zanahorias, en rodajas

1 taza de brócoli, en trozos

1 taza de Brotes de Bruselas, en trozos

1 taza de verdes de nabo, en trozos

1 cucharada de miel

¼ taza de agua de coco pura

Preparación:

Pelar las naranjas y dividirlas en gajos. Dejar a un lado.

Lavar las zanahorias y cortarlas en rodajas gruesas. Dejar a un lado.

Lavar el brócoli y trozarlo. Dejar a un lado.

Lavar los brotes de Bruselas y recortar las capas externas. Cortar por la mitad y dejar a un lado.

Lavar los verdes de nabo y romper con las manos. Dejar a un lado.

Combinar el brócoli, brotes de Bruselas, zanahorias, verdes de nabo y naranjas en una juguera, y pulsar.

Transferir a un vaso y añadir la miel y agua de coco. Agregar algunos cubos de hielo antes de servir, o refrigerar 5 minutos.

Información nutricional por porción: Kcal: 367, Proteínas: 14.47g, Carbohidratos: 116g, Grasas: 1.9g

30.   Jugo de Arándanos y Naranja

Ingredientes:

1 taza de moras frescas

1 naranja grande, sin piel

2 gajos de sandía, sin semillas

½ taza de agua de coco pura, sin endulzar

1 cucharada de miel cruda

Preparación:

Lavar las moras bajo agua fría y dejar a un lado.

Pelar la naranja y dividirla en gajos. Dejar a un lado.

Cortar la sandía por la mitad. Cortar dos gajos grandes y pelarlos. Trozar y remover las semillas. Dejar a un lado.

Combinar la sandía, moras y naranja en una juguera, y pulsar.

Transferir a un vaso y añadir el agua de coco y miel.

Refrigerar 5 minutos antes de servir.

Información nutricional por porción: Kcal: 264, Proteínas: 7.2g, Carbohidratos: 78.6g, Grasas: 1.7g

31.   Jugo de Tomate y Pimiento

Ingredientes:

2 tomates grandes, sin piel

1 taza de pimientos rojos, en trozos y sin semillas

4 tazas de berro, en trozos

4 tazas de lechuga roja, en trozos

¼ taza de agua

Preparación:

Lavar los tomates y ponerlos en un tazón. Cortar en cuartos y reservar el jugo. Dejar a un lado.

Lavar los pimientos y cortarlos por la mitad. Remover las semillas y trozar. Rellenar un vaso medidor y reservar el resto. Dejar a un lado.

Combinar el berro y lechuga roja en un colador. Lavar bajo agua fría y romper con las manos. Dejar a un lado.

Combinar los tomates, pimientos, berro y lechuga roja en una juguera, y pulsar.

Transferir a un vaso y añadir el jugo de tomate y agua.

Refrigerar 5 minutos antes de servir.

Información nutricional por porción: Kcal: 106, Proteínas: 9.2g, Carbohidratos: 27.4g, Grasas: 1.5g

32.   Jugo de Limón y Calabacín

Ingredientes:

1 limón entero, sin piel y por la mitad

1 calabacín pequeño, en rodajas finas

1 taza de coliflor, en trozos

1 alcachofa mediana, en trozos

1 nudo de jengibre pequeño, en trozos

¼ cucharadita de sal

Preparación:

Pelar el limón y cortarlo por la mitad. Dejar a un lado.

Lavar el calabacín y cortarlo en rodajas. Dejar a un lado.

Recortar la capa externa de la coliflor. Trozar y lavar. Rellenar un vaso medidor y rociar con sal. Dejar a un lado.

Recortar las capas externas de la alcachofa. Trozar y dejar a un lado.

Pelar el nudo de jengibre y trozar. Dejar a un lado.

Combinar el limón, calabacín, coliflor, alcachofa y jengibre en una juguera. Pulsar.

Transferir a un vaso y refrigerar 10 minutos antes de servir.

Información nutricional por porción: Kcal: 82, Proteínas: 8.4g, Carbohidratos: 28.9g, Grasas: 1.1g

33.   Jugo de Brócoli y Perejil

Ingredientes:

2 tazas de brócoli, en trozos

1 taza de perejil fresco, en trozos

1 taza de remolacha, recortada y en trozos

1 taza de apio, en trozos

¼ cucharadita de cúrcuma, molida

¼ cucharadita jengibre, molido

Preparación:

Lavar el brócoli y recortar las capas externas. Trozar y dejar a un lado.

Lavar el perejil bajo agua fría y colar. Romper con las manos y dejar a un lado.

Lavar y pelar la remolacha. Recortar las puntas y trozar. Rellenar un vaso medidor y reservar el resto.

Lavar los tallos de apio y trozar. Rellenar un vaso medidor y dejar a un lado.

Combinar el brócoli, perejil, remolacha y apio en una juguera, y pulsar. Transferir a un vaso y añadir la cúrcuma y jengibre.

Refrigerar 5 minutos antes de servir.

Información nutricional por porción: Kcal: 109, Proteínas: 9.8g, Carbohidratos: 31.8g, Grasas: 1.5g

34.   Jugo de Banana y Moras

Ingredientes:

1 taza de moras

1 banana grande, en trozos

1 taza de mango, en trozos

1 naranja grande, sin piel

¼ cucharadita de canela, molida

Preparación:

Poner las moras en un colador y lavar bajo agua fría. Colar y dejar a un lado.

Pelar la banana y trozar. Dejar a un lado.

Lavar el mango y trozar. Rellenar un vaso medidor y reservar el resto.

Pelar la naranja y dividirla en gajos. Cortar cada gajo por la mitad y dejar a un lado.

Combinar el mango, moras, banana y naranja en una juguera, y pulsar. Transferir a un vaso y añadir la canela.

Agregar algunos cubos de hielo y servir inmediatamente.

Información nutricional por porción: Kcal: 296, Proteínas: 6.6g, Carbohidratos: 91.2g, Grasas: 2.1g

35. Jugo de Lima y Arándanos

Ingredientes:

1 lima entera, sin piel

1 taza de arándanos

1 taza de espinaca fresca, en trozos

1 naranja mediana

1 onza agua de coco

1 cucharada menta fresca, en trozos

Preparación:

Pelar la lima y cortarla por la mitad. Dejar a un lado.

Poner los arándanos en un colador y lavar bajo agua fría. Colar y dejar a un lado.

Lavar la espinaca y colar. Trozar y dejar a un lado.

Pelar la naranja y dividirla en gajos. Cortar cada gajo por la mitad y dejar a un lado.

Combinar los arándanos, espinaca, lima y naranja en una juguera, y pulsar. Transferir a un vaso y añadir el agua de coco.

Rociar con menta fresca y servir.

Información nutricional por porción: Kcal: 158, Proteínas: 8.5g, Carbohidratos: 48.1g, Grasas: 1.5g

36.   Jugo de Tomate y Albahaca

Ingredientes:

1 taza de tomates cherry, por la mitad

1 taza de Acelga, en trozos

1 taza de albahaca, en trozos

1 taza de remolacha, recortada

¼ cucharadita de vinagre balsámico

¼ cucharadita de sal

1 onza de agua

Preparación:

Lavar los tomates cherry y remover las ramas. Cortar por la mitad y rellenar un vaso medidor. Reservar el resto en la nevera para otro jugo.

Combinar la albahaca y acelga en un colador grande y lavar bajo agua fría. Colar y romper con las manos. Dejar a un lado.

Lavar la remolacha y recortar las partes verdes. Cortar en rodajas y rellenar un vaso medidor. Reservar el resto.

Combinar los tomates cherry, acelga, albahaca y remolacha en una juguera, y pulsar. Transferir a un vaso y añadir el vinagre, sal y agua.

Servir inmediatamente.

Información nutricional por porción: Kcal: 72, Proteínas: 5.1g, Carbohidratos: 21.6g, Grasas: 0.7g

37. Jugo de Naranja y Pera

Ingredientes:

1 naranja mediana, sin piel

1 pera mediana, en trozos

1 taza de hinojo, en trozos

1 limón entero, sin piel

¼ cucharadita de canela, molida

1 onza de agua de coco

Preparación:

Pelar la naranja y dividirla en gajos. Cortar cada gajo por la mitad y dejar a un lado.

Lavar la pera y cortarla por la mitad. Remover el centro y trozar. Dejar a un lado.

Recortar las capas externas del hinojo. Trozar y rellenar un vaso medidor. Reservar el resto.

Pelar el limón y cortarlo por la mitad. Dejar a un lado.

Combinar la naranja, pera, hinojo y limón en una juguera, y pulsar. Transferir a un vaso y añadir la canela y agua de coco.

Refrigerar 10 minutos antes de servir.

Información nutricional por porción: Kcal: 156, Proteínas: 3.6g, Carbohidratos: 54.2g, Grasas: 0.7g

38. Jugo de Zanahoria y Limón

Ingredientes:

1 zanahoria grande, en rodajas

1 limón entero, sin piel

1 taza de apio, en trozos

1 manzana Granny Smith pequeña, sin centro

¼ cucharadita jengibre, molido

Preparación:

Lavar y pelar la zanahoria. Cortar en rodajas pequeñas y dejar a un lado.

Lavar el apio y trozarlo. Dejar a un lado.

Pelar el limón y cortarlo por la mitad. Dejar a un lado.

Lavar la manzana y cortarla por la mitad. Remover el centro y trozar. Dejar a un lado.

Combinar la zanahoria, apio, limón y manzana en una juguera, y pulsar. Transferir a un vaso y añadir el agua y jengibre. Refrigerar 5 minutos.

Servir inmediatamente.

Información nutricional por porción: Kcal: 105, Proteínas: 2.4g, Carbohidratos: 32.8g, Grasas: 0.7g

39.   Jugo de Pera y Pepino

Ingredientes:

1 pera grande, en trozos

1 pepino entero, en rodajas

1 taza de repollo morado, en trozos

1 limón entero, sin piel

Preparación:

Lavar la pera y cortarla por la mitad. Remover el centro y trozar. Dejar a un lado.

Lavar el pepino y cortar en rodajas finas. Dejar a un lado.

Lavar el repollo bajo agua fría. Colar y trozar. Dejar a un lado.

Pelar el limón y cortarlo por la mitad. Dejar a un lado.

Combinar la pera, pepino, repollo y limón en una juguera. Pulsar. Transferir a un vaso y servir inmediatamente.

Información nutricional por porción: Kcal: 173, Proteínas: 4.7g, Carbohidratos: 57.9g, Grasas: 0.9g

40. Jugo de Col Rizada y Granada

Ingredientes:

1 taza de col rizada fresca, en trozos

1 taza de semillas de granada

2 tazas de Acelga, en trozos

1 naranja grande, sin piel

1 manzana Dorada Deliciosa pequeña, sin centro

Preparación:

Cortar la parte superior de la granada y deslizar hacia las membranas blancas. Remover las semillas a un vaso medidor y dejar a un lado.

Combinar la acelga y col rizada en un colador grande. Lavar bajo agua fría y colar. Trozar y dejar a un lado.

Pelar la naranja y dividirla en gajos. Cortar cada gajo por la mitad y dejar a un lado.

Lavar la manzana y cortarla por la mitad. Remover el centro y trozar. Dejar a un lado.

Combinar la acelga, col rizada, semillas de granada, naranja y manzana en una juguera, y pulsar. Transferir a un vaso y añadir algunos cubos de hielo.

Servir inmediatamente.

Información nutricional por porción: Kcal: 227, Proteínas: 7.9g, Carbohidratos: 66.1g, Grasas: 2.3g

41.   Jugo Salado de Palta y Calabacín

Ingredientes:

1 taza de palta, en cubos

1 calabacín pequeño, en rodajas

3 rábanos grandes, en trozos

1 taza de apio, en trozos

1 taza de pepino, en rodajas

¼ cucharadita de sal

1 onza de agua

Preparación:

Pelar la palta y cortarla por la mitad. Remover el carozo y cortar en cubos. Rellenar un vaso medidor y reservar el resto.

Lavar el calabacín y cortarlo en rodajas. Dejar a un lado.

Lavar los rábanos y trozar. Dejar a un lado.

Lavar el apio y trozarlo. Dejar a un lado.

Lavar el pepino y cortarlo en rodajas finas. Rellenar un vaso medidor y reservar el resto. Dejar a un lado.

Combinar la palta, rábano, calabacín, apio y pepino en una juguera, y pulsar. Transferir a un vaso y añadir la sal y agua.

Servir inmediatamente.

Información nutricional por porción: Kcal: 235, Proteínas: 5.6g, Carbohidratos: 22.3g, Grasas: 22.6g

42.   Jugo de Alcachofa y Lima

Ingredientes:

1 alcachofa mediana, en trozos

1 lima entera, sin piel

1 taza de albahaca, en trozos

1 taza de pepino, en rodajas

2 onzas de agua

Preparación:

Recortar las hojas externas de la alcachofa. Lavar y trozar. Dejar a un lado.

Pelar la lima y cortarla por la mitad. Dejar a un lado.

Lavar la albahaca bajo agua fría. Colar y trozar. Dejar a un lado.

Lavar el pepino y cortarlo en rodajas. Rellenar un vaso medidor y reservar el resto en la nevera.

Combinar la alcachofa, lima, albahaca y pepino en una juguera, y pulsar. Transferir a un vaso y añadir el agua.

Refrigerar 5 minutos antes de servir.

Información nutricional por porción: Kcal: 53, Proteínas: 5.5g, Carbohidratos: 19.6g, Grasas: 0.4g

43.   Jugo de Tomate y Verdes de Ensalada

Ingredientes:

1 tomate grande

1 taza de verdes de ensalada, en trozos

2 tazas de chirivías, recortadas

1 pimiento amarillo grande, sin semillas

1 pepino grande

Preparación:

Lavar el tomate y ponerlo en un tazón. Cortar en cuartos y reservar el jugo. Dejar a un lado.

Lavar los verdes de ensalada y romper con las manos. Dejar a un lado.

Lavar las chirivías y cortar en rodajas gruesas. Dejar a un lado.

Lavar el pimiento y cortarlo por la mitad. Remover las semillas y trozar. Dejar a un lado.

Lavar el pepino y cortarlo en rodajas gruesas. Dejar a un lado.

Procesar las chirivías, pimiento, tomate, verdes de ensalada y pepino en una juguera.

Transferir a vasos y añadir el jugo de tomate.

Refrigerar 10 minutos antes de servir.

Información nutricional por porción: Kcal: 254, Proteínas: 9.5g, Carbohidratos: 77.7g, Grasas: 2.2g

44. Jugo de Espinaca y Cilantro

Ingredientes:

½ taza de espinaca fresca

½ taza de cilantro fresco

½ taza de rúcula fresca

3-4 tallos de apio

1 manzana verde grande, sin centro

Preparación:

Combinar la espinaca, cilantro y rúcula en un colador grande. Lavar bajo agua fría y colar. Trozar y dejar a un lado.

Lavar los tallos de apio y trozar. Dejar a un lado.

Lavar la manzana y remover el centro. Trozar y dejar a un lado.

Combinar la rúcula, cilantro, espinaca, apio y manzana en una juguera, y pulsar.

Transferir a vasos y añadir algunos cubos de hielo antes de servir.

Información nutricional por porción: Kcal: 61, Proteínas: 2.1g, Carbohidratos: 20.2g, Grasas: 1.2g

45.   Jugo de Cereza y Limón

Ingredientes:

1 taza de cerezas frescas, sin carozo

1 limón grande, sin piel

1 taza de mango, en cubos

1 taza de sandía, en cubos

1 cucharada de miel líquida

2 onzas de agua

Preparación:

Lavar las cerezas bajo agua fría. Colar y cortar por la mitad. Remover los carozos y dejar a un lado.

Pelar el limón y cortarlo por la mitad. Dejar a un lado.

Pelar el mango y trozarlo. Dejar a un lado.

Cortar la sandía por la mitad. Para una taza, necesitará un gajo grande. Pelarlo y trozarlo. Remover las semillas y dejar a un lado. Reservar el resto.

Procesar las cerezas, mango, limón y sandía en una juguera.

Transferir a vasos y añadir algunos cubos de hielo antes de servir.

Información nutricional por porción: Kcal: 288, Proteínas: 4.6g, Carbohidratos: 68.3g, Grasas: 1.3g

46. Jugo de Naranja y Calabaza

Ingredientes:

1 naranja grande, sin piel

1 taza de calabaza, en cubos

1 taza de palta, sin piel, sin carozo, y en cubos

1 taza de albahaca fresca

1 lima grande, sin piel

2 onzas de agua de coco

Preparación:

Pelar la naranja y dividirla en gajos. Dejar a un lado.

Pelar la calabaza y remover las semillas. Cortar en cubos y reservar el resto en la nevera.

Cortar la palta por la mitad. Remover el carozo y trozar. Dejar a un lado.

Lavar la albahaca y romper con las manos. Dejar a un lado.

Pelar la lima y cortarla por la mitad. Dejar a un lado.

Procesar la palta, calabaza, albahaca, naranja y lima en una juguera.

Transferir a vasos y añadir algunos cubos de hielo antes de servir.

Información nutricional por porción: Kcal: 339, Proteínas: 6.9g, Carbohidratos: 56.7g, Grasas: 21.9g

47.   Jugo de Puerro y Cayena

Ingredientes:

2 puerros grandes

1 taza de espárragos, recortados

1 cabeza de alcachofa grande

1 diente de ajo, sin piel

1 pepino grande

¼ cucharadita de Pimienta cayena

¼ cucharadita de Sal Himalaya

Preparación:

Lavar los puerros y trozarlos. Dejar a un lado.

Lavar los espárragos y recortar las puntas. Trozar y dejar a un lado.

Recortar las hojas externas de la alcachofa. Lavar y trozar. Dejar a un lado.

Pelar el diente de ajo y dejar a un lado.

Lavar el pepino y cortarlo en rodajas gruesas. Dejar a un lado.

Procesar los espárragos, puerro, alcachofa, ajo y pepino en una juguera.

Transferir a un vaso y añadir la sal Himalaya y pimienta cayena.

Refrigerar 30 minutos antes de servir.

Información nutricional por porción: Kcal: 245, Proteínas: 14.2g, Carbohidratos: 71.9g, Grasas: 1.5g

OTROS TITULOS DE ESTE AUTOR

70 Recetas De Comidas Efectivas Para Prevenir Y Resolver Sus Problemas De Sobrepeso: Queme Calorías Rápido Usando Dietas Apropiadas y Nutrición Inteligente

Por

Joe Correa CSN

48 Recetas De Comidas Para Eliminar El Acné: ¡El Camino Rápido y Natural Para Reparar Sus Problemas de Acné En 10 Días O Menos!

Por

Joe Correa CSN

41 Recetas De Comidas Para Prevenir el Alzheimer: ¡Reduzca El Riesgo de Contraer La Enfermedad de Alzheimer De Forma Natural!

Por

Joe Correa CSN

70 Recetas De Comidas Efectivas Para El Cáncer De Mama: Prevenga Y Combata El Cáncer De Mama Con una Nutrición Inteligente y Alimentos Poderosos

Por

Joe Correa CSN

www.ingramcontent.com/pod-product-compliance
Lightning Source LLC
Chambersburg PA
CBHW030258030426
42336CB00009B/438